Kangalfische, heilendes Peeling im Wasser

Schöne, gesunde Hände + Füße durch Knabberfische

Monika Braun

Verlag: B.G.-p.OHG / Bad Kissingen
Printed in Germany by Amazon Distribution
GmbH,Leipzig

ISBN-10: 1500961124
ISBN-13: 978-1500961121

SPRICHWORT

Gib jedem Tag die Chance, der schönste deines Lebens
zu werden
(Mark Twain)

Vorwort

Hallo, mein Name ist Monika Braun. Ich bin leidenschaftliche Autorin von Gesundheitsratgebern. Einige finden Sie auf der Bestsellerliste bei Amazon. Und wenn ich ehrlich bin, erfüllt es mich ein wenig mit Stolz. (Man ist eben auch nur ein Mensch).

Doch ohne die vielen treuen Leser/innen kann das freudige Gefühl nicht aufkommen. Deshalb wird es Zeit Danke zu sagen. Danke für den Kauf dieses E-Book.

Keine Angst, ich verfalle jetzt nicht in ein unnötiges Blabla. Ebenso werde ich Sie keinesfalls mit langen einleitenden Worten langweilen. Denn was habe ich vor einigen Tagen gelesen: **„Ein ausführliches Vorwort, tötet jede Neugier".**

Irgendwie verständlich. Und aus besagtem Grunde erwähne ich nur kurz:

Heute geht es um ein Erlebnis, welches mich bereits seit einem Jahr beschäftigt zu tun.

Dieses Jahr war es so weit. Schon im Anflug auf Mallorca stieg meine Neugierde. Ich nahm allen Mut zusammen und machte Bekanntschaft mit Knabberfischen.

Was ich dabei erlebte - warum man zu einer Fischtherapie auf keinen Fall Nein sagen sollte, lesen Sie in den nachfolgenden Zeilen.

Viel Spaß beim Lesen   Ihre Monika Braun

PS:

Mut steht am Anfang des Handelns, Glück am Ende.
Demokrit (470-380), griech. Philosoph

Inhaltsverzeichnis

Kangalfische, heilendes Peeling im Wasser

Vorwort

Inhaltsverzeichnis

Woher kommt der Fisch?

Knabberfische, Garra Rufa, rötliche Saugbarbe, was heißt dies im Einzelnen

Was gibt es Wissenswertes zu den Fischen.

Lebensdauer der Knabberfische

Jetzt hinein ins Knabberbecken, was erwartet mich wohl?

Kann ich mich bei einer Fischtherapie anstecken?

Ein Fisch-SPA zuhause einrichten? Das geht....

Der Einsatz der Kangalfische - allgemein

Der Einsatz von Garra Rufa bei Akne?

Der Einsatz Kangalfische bei Schuppenflechte (Psoriasis)

Der Einsatz der Knabberfische bei Neurodermitis

Mein Reisetipp

Mein Dank geht an Dieter und Manuela

Linkliste

Impressum

Rechtliches

Woher kommt der Fisch?

Er kommt aus dem anatolischen Hochland und lebt dort im 36° Celsius warmen Thermalbach. Den dadurch herrschenden Mangel an Eiweißen holte er sich von den dort Badenden Einheimischen. Und schon seit Jahrhunderten. Diese bemerkten rasch, dass der dort ansässige Fisch sogar Hautkrankheiten, wie Psoriasis, Neurodermitis, Akne, Ekzeme, Warzen und sogar Fußpilz auf angenehme Weise heilen kann.

In der Steinzeit wurden die Tiere als Nahrungsquelle betrachtet, was natürlich heute nicht mehr der Fall ist.

Ein beliebtes Reiseziel unserer Zeit, ist die Therme im Kurbad Kangal.

Zahlreiche Fachhändler haben Sich auf die Züchtung von den Knabberfischen spezialisiert. Fisch-Spas schießen auch hierzulande aus dem Boden.

Knabberfische, Garra Rufa, rötliche Saugbarbe, was heißt dies im Einzelnen

Der Kangal-Knabberfisch, ein Phänomen der Natur. Der seit Jahrhunderten bekannte Wunderfisch aus der Region Kangal in der Türkei ist endlich in Deutschland erhältlich und kann seine Wunderwirkung bei Hautpatienten beweisen. Die Fische sind zwischen 1-4 cm groß und knabberfreundlich!

Der Garra Rafa ist ein Süßwasserfisch, der in nährstoffarmen, warmen Gewässern im anatolischen Hochland lebt. Der Garra Rufa, die rötliche Saugbarbe, stammt aus der Familie der karpfenähnlichen Fische. Die Saugbarbe knabbert nicht nur kranke Hautstellen ab, sondern stößt beim Fressen ein Sekret aus, welches auf direktem Weg in unsere Oberhaut gelangt. Keine Angst, ist nicht schädlich, im Gegenteil. Man sagt, dass dieses Sekret vor allen Dingen Psoriasis-Patienten zugutekommt.

Ich habe hierzu keine schriftliche Bestätigung gefunden, wenn Sie unter der Krankheit leiden, fragen Sie bitte Ihren Heilpraktiker.

Was gibt es Wissenswertes zu den Fischen.

Zum Glück werden diese spannenden Saugbarben weltweit gezüchtet. Ja ich möchte den Ausdruck „spannend" benutzen, da es ein gigantisches Erlebnis ist, wenn man das erste Mal in ein Therapiebecken die Hände oder Füße steckt.

Nicht nur in Fish-Spas, sondern immer häufiger in Heilpraktiker-Praxen werden Knabberfischsitzungen zu Therapiezwecken angeboten. Fragen Sie Ihren Therapeuten der Naturheilkunde mal. Meine Heilpraktikerin wendet die Knabberfisch-Therapie bedauerlicherweise nicht an, so dass mir nur der Weg zu einem Spa vorbehalten bleibt. Dies wird mir auf die Dauer zu mühsam, dass merke ich längst.

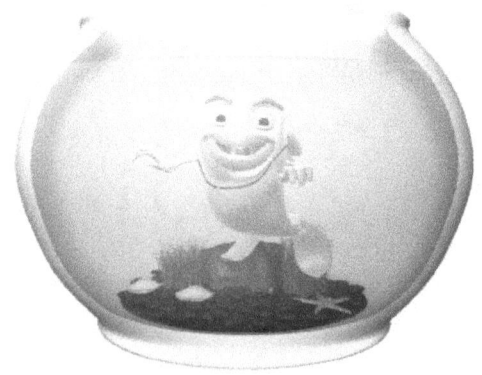

Die Idee mir zuhause ein eigenes Fish-Spa anzulegen, geistert bereits im Kopf herum. Das geht unter strikten Voraussetzungen. Später mehr.

Ob Sie unterschiedliche Namen hören wie, Garra Rufa, Kangalfische, Knabberfisch, Doktor Fish oder Rötliche Saugbarbe ist egal. Es handelt sich dabei stets um den gleichen Fisch, sprich Tier. Erstmalige Erwähnung fand dieser Fisch im Jahre 1843 durch den Biologen Johann Jakob Heckel. Unter dem Synonym Discognathus rufus. (Infoquelle: Internetrecherche)

Lebensdauer der Knabberfische

Die Neugierde ungemein gewaltig, als ich zum ersten Mal auf Mallorca meine Füße in ein Therapiebecken steckte. Die erste Frage von mir kam prompt. Nämlich:»Wie lange leben denn die Fische im Durchschnitt«. Man sagte mir, zwischen zwei bis 6 Jahre können die leben. Es kommt ja immer auf die Haltung an, denn eines sollten Sie wissen, bevor Sie eine Therapiesitzung anstreben. Suchen sie sich bitte ein zertifiziertes Spa aus, meinetwegen ein Franchise-Unternehmen.

Auch Fische haben Rechte! - und zwar das Recht auf ständig frisches Wasser.

Zu diesem Punkt gibt es Regeln, die eingehalten müssen, gleichwohl in Ihrem Sinne! Bzgl. Bakterien.(Siehe unten in dem Ratgeber).

Wertfrei von jeglicher Werbung, auch nicht für angezeigtes Unternehmen, möchte ich Ihnen eine URL hier setzten, wo Sie ersehen können, unter welchen strengen Auflagen ein Fish-Spa steht.

http://bit.ly/qualitätsmerkmale

Lassen Sie sich ruhig die Zertifizierung zeigen. Es geht um Hygiene und Ihr Wohlfüllgefühl. Ich habe nachgefragt, - auch auf Malle!- oder sagen wir mal da erst recht.

Platz für Ihre Gedanken:

Jetzt hinein ins Knabberbecken, was erwartet mich wohl?

So, nun will ich es wissen! Vor mir in dem Studio sitzt längst eine Frau mit den Füßen im Becken. Ein wohliges Grinsen umspielte Ihre Lippen. Ich gleich „Na, wie fühlt sich das an? Sie erwiderte nur, seien sie mutig, es wird Sie begeistern.

Etwas verschämt drehte ich mich zur Seite, wow hatte Sie meine Zweifel gesehen. Steht es mir so im Gesicht geschrieben? Nun, »seis drum« sagt man bei uns in Bayern, Monika, da bleibt Dir keine Wahl, dachte ich mir und wendete mich der Spabetreiberin zu. Super nette Ausstrahlung.

Sie merkte sogleich meine Unsicherheit. Gab mir ein Informationsblatt zu Lesen. Leider habe ich es nicht mitgenommen, doch für Sie liebe Leser und Leserinnen, nachfolgend eine URL von einem in Deutschland ansässigen Fisch-Spa). Wie schon erwähnt, keine Werbung für dieses Unternehmen)

http://bit.ly/Info-Gesundheitsamt

Das fand ich so absolut klasse von Ihr. Meine Befürchtungen waren mit einem Schlag wie weggeflogen. Nett ist es hier, klinisch rein ist es, was folgt nun?

Die Betreiberin führte einen zuerst in einen separaten Raum, wo ich mich der Schuhe entledigte.

Oh, was folgte, war rundweg angenehm. Die Füße werden nach und nach in einem Massagebad gereinigt. Das kann ca. fünf bis 8 Minuten Zeit in Anspruch nehmen.

Frottiert und ab geht der Fuß in einen 1xHausschuh.

Die „Fußwaschung", hat den Sinn, dass keine Schmutzpartikel, bzw. in meinem Falle Sand in die Anlage kommt. Schadet den Fischen! Aus jenem Grunde sollte man 24 Stunden, bevor man eine Fisch-Therapie unternimmt, sich NICHT die Beine rasieren. Oder kurz vorher diese mit Öl einreiben. In einem professionellen Studio wird darauf geachtet. (In Deutschland zu mindesten)

Mit den Pantöffelchen ging es zurück in den Raum, wo die Becken stehen. So, richten Sie sich gemütlich ein, meinte die Spabesitzerin und streifte die Hausschuhe von den Füßen.

Ab geht's ins Wasser. Es ist in Wahrheit ein Erlebnis. Gerne können Sie die Live Begeisterung in einem YouTube – Video sehen, sowie hören. Und ich möchte mich bereits jetzt für die teils kräftigen Ausdrücke entschuldigen.

Doch die winzigen Haifischchen stürzten sogleich auf meine Füße. Ich bin echt nicht kitzelig, wenngleich die Ansauglippen der Knabberfische mir einige Juchzer entlockten.

Hier die URL, wenn ich mich allenfalls blamiere, erleben Sie live, wie spaßig das „Erste Mal" ist.

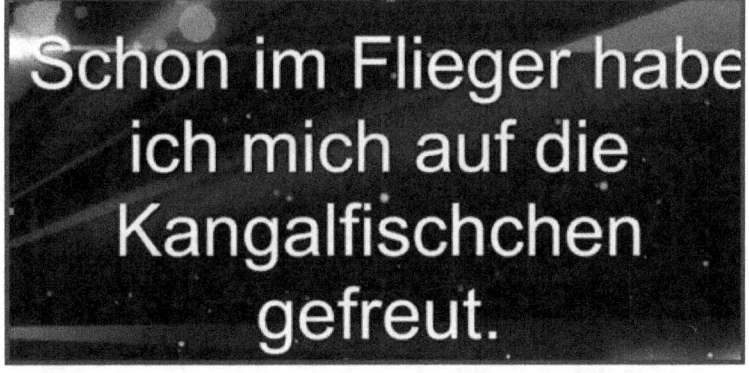

http://youtu.be/cOpNsA1XBps

Für die nächsten 30 Minuten (wir hatten so viel Vergnügen, da bekam ich noch weitere 10 Minuten geschenkt). Bei einem Softdrink in der Hand – eine umwerfende Aussicht auf den Strand hielt ich meine Füße für eine ½ Stunde in 30 °C warmes Wasser.

Die losen Hornzellen werden abgelöst, dass merken Sie überhaupt nicht. Es ist voll behaglich. Angst, dass die Garra Rufas zu viel abknabbern, muss nicht aufkommen. Dies versicherte mir die Spabetreiberin sowie die Dame, welche jetzt fertig war.

Sie erzählte mir, dass Sie seit einiger Zeit zweimal in der Woche in dieses Spa kommt und die Knabberfische besucht. Durch das Abschleifen der Haut von den Knabberfischen wird die Hornzellenproduktion von neuem angeregt. Sie sagte: „Stellen Sie es sich wie ein Peeling vor, die Fische können nicht beißen, da Sie keine Zähne haben, sondern saugen die überflüssigen Hautzellen schlichtweg ab. Ja und sie hatte recht, gleich, nachdem man den Fuß oder die Hand in das Becken steckt, bemerkt man ein behagliches Kribbeln.

Wie alles im Leben, wenn es angenehm ist, vergeht die Zeit wie im Fluge. Zwischenzeitlich gesellte sich ein Mann in unsere Runde, der wegen Neurodermitis diese Fischtherapie vollzieht.

Auch wenn es - so sagt er - noch keine wissenschaftlichen Erfahrungsberichte gibt, fühlt er sich nach einigen Sitzungen wesentlich besser. Juckreiz und Ekzeme sind bereits deutlich gelindert. Das einzige was er bemerkte ist, dass er seine trockene Neurodermitis-Haut nach dem Bad mit rückfettenden Cremes eincremen muss. Was ihm jedoch egal ist, da er ja Linderung merkt.

So, hier kam er der Gedankenwurm ins Hirn, ein Spa zuhause aufzubauen.

Bitte nicht falsch zu verstehen, doch bei mir Daheim, sind die Fische nur innerhalb meiner Familie aktiv. Sie merken, worauf ich hinaus will.

Die Zeit ist um. Ich muss – leider!- meine neuen Freunde verlassen. Mittlerweile sind die Knabberfische schon die Wade hochgeschmatzt. Die Beine werden noch abfrottiert und WOW.... Nach der Behandlung fühlt sich die Haut samtweich an, man kann den Ausdruck „geschmeidig" erwähnen.

Jetzt diese zarten Füßchen erneut in Schuhe zwängen, ein schrecklicher Gedanke, aber es hilft nichts. Es wartet bereits eine ältere Dame darauf, dass ich den Stuhl räume. Die Frage, wie oft die Fische an die Füße oder sonstige Körperteile müssen um zu arbeiten verkneife ich mir vorerst.

Ich komme am nächsten Tag wieder! Gleich als Erste, wenn das Spa öffnet, wo die Fische ausgeruht und das Wasser über Nacht erneuert wurde.

Wir dürfen keineswegs vergessen, dass das kostbare Nass aufgrund der darin befindlichen Lebewesen nicht gechlort wird.

Also bis morgen früh, zur selben Zeit am gleichen Ort.

Nachsatz:

Ich möchte noch erwähnen, dass ich in der Zeit meines Aufenthalts auf Malle das Spa ca. 5x besuchte. Es war immer blitzsauber – alles prima! Kann nichts Negatives sagen. Die Betreiberin legt viel Wert auf Hygiene. Und dies am Strand von Mallorca. Super.

Kann ich mich bei einer Fischtherapie anstecken?

Hier muss man zu aller erst sagen, wenn Sie in ein Fisch-Spa gehen, dann bitte in ein in Deutschland anerkanntes Studio. Denn in der Tat können Mikroorganismen auf andere Personen übertragen werden, weil die Fische ja bei verschiedenen Menschen, eingesetzt werden.

Diese Bedenken hatte ich bei meinem ersten Entdecken eines Fisch-Spa. Aber ich wurde überzeugt. Das Studio war klinisch rein, und darauf sollten Sie achten. Oder Sie richten sich ein eigenes Fisch-Spa Zuhause ein. Zu diesem Punkt komme ich später in diesem E-Book.

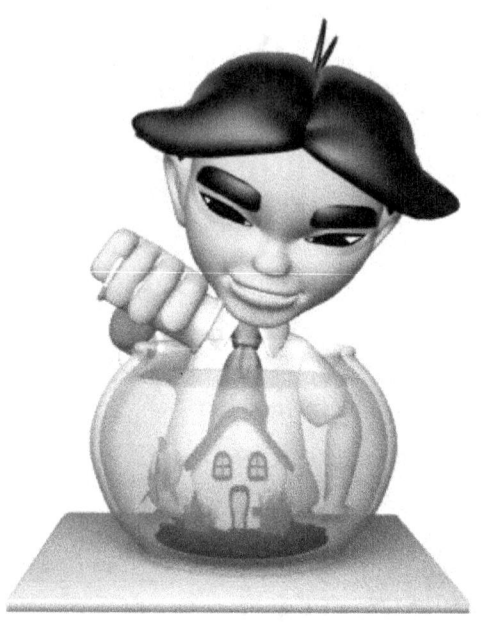

Das Wasser, in dem die Knabberfische Ihre Arbeit verrichten, in das die Kunden ihre Füße geben, wird nicht nach jeder Behandlung ausgetauscht. Das ist Fakt und wer was anderes behauptet, muss dies beweisen. Dass nach einer Therapie das Wasser ausgewechselt wird, wäre auch nicht lukrativ für den Spabesitzer.

Richtig, die Fische könnten theoretisch Bakterien oder Infektionen an andere Kunden weitergeben, wenn infiziertes Blut etwa durch kleine Wunden an Armen oder Beinen der Kunden ins Wasser gelangen sollte.

Es gibt derzeit keine wissenschaftlichen Erkenntnisse, welche Menge der in den Fischbecken vorkommenden Krankheitserreger zu einer Infektion führen.

Einige chronische Erkrankungen gehen mit einer Schwächung des Immunsystems einher (wie z.B. Diabetes).

Bei anderen chronischen Erkrankungen wie z.b. Rheuma oder anderen Autoimmunkrankheiten muss zur Behandlung das körpereigene Abwehrsystem mit Medikamenten unterdrückt werden. Im Zweifelsfall fragen Sie Ihren behandelnden Arzt, ob Sie Präparate erhalten, die das Immunsystem schwächen. Aus den genannten Gründen darf die Nutzung der Fischbecken zur kosmetischen Behandlung nur bei Personen mit intakter Haut und ohne bestehende Schwächung des Immunsystems erfolgen.

Mein Tipp, betrachten Sie genau Ihren Körper oder zumindest das Körperteil, welches Sie ins Becken stecken wollen. **Durch gesunde, unverletzte Haut können Krankheitserreger nicht eindringen.**

Ein Fisch-SPA zuhause einrichten? Das geht....

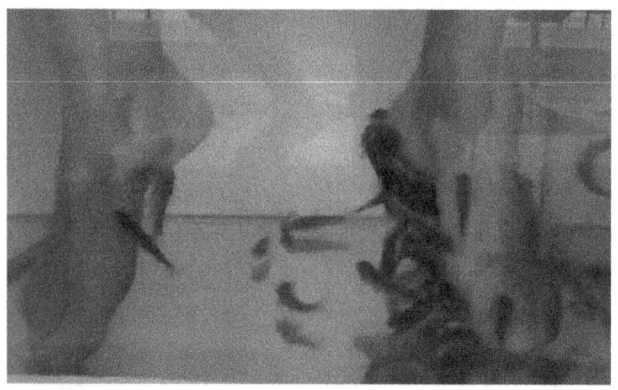

Wenn man so begeistert ist von den Knabberfischen, bekommt man eine Idee. Wieso legst Du dir nicht dein eigenes Fisch-Spa in der Wohnung an. Platz ist vorhanden. Weswegen Kohle ausgeben und ewig in ein Studio gehen.

Ich bin mir sicher, Sie kennen das. Aus einer Idee wird eine Besessenheit. Im Prinzip ja nichts Verkehrtes, dennoch bei Tierhaltung (egal ob Fisch oder Katze) muss man sich vorher Eingehens informieren. Ich mache mich also auf die Suche - wo bekomme ich die nötigen Infos her.

Gesagt – getan, Google, die Suchmaschine, was sonst.

Das Erste, was ich finde ist ein Bericht von Touristen, welche bei Ihrem Aufenthalt in einer Therme in Kangal direkt, sich einige Fische in die Tasche steckten.

Auf Deutsch gesagt, einfach geklaut. Als Sie das geplante Vorhaben, diese mit nach Deutschland zu nehmen, einer Hotelangestellten anvertrauten, wurde ihnen nahe gelegt, es nicht zu tun. Warum? Die Antwort ist, in der Türkei ist es eine Straftat und das Vergehen kann mit einer Gefängnisstrafe bis zu 10 Jahren bestraft werden. Ups, kann mir leicht vorstellen, wie diejenige Person zu schlucken anfing.

Fazit des Berichtes, der Tourist hat sein Unterfangen aufgegeben. Nun, ehrlich gesagt, solch eine Idee käme mir nicht in den Sinn. Echt wunderlich, auf was für Gedanken die Leute kommen. Ein Tier von irgendwo her ins Land schmuggeln, geht überhaupt nicht. Ich lasse es mir noch eingehen, wenn man einen Hund von Spanien aus einem Tierheim mitnimmt. Gültige Papiere vorausgesetzt. Doch ehrlich betrachtet, unsere Tierheime in Deutschland quellen doch über von Tieren. O.K. muss jeder selber wissen. Eine Bekannte von mir holt sich sogar kranke Katzen von Rumänien. ...Kopfschüttel.

Es gibt genügend ehrliche und zertifizierte Züchter von Kangalfischen, Rotbarben etc. ein bisschen Recherche im Internet klärt auf.

Mein zweites Ergebnis ist die Tatsache, dass einige Tierfreunde, sprich Aquarianer dieser Idee ein eigenes Fisch-Spa zuhause zu errichten, ganz und gar nicht positiv gegenüberstehen. Es ist wie immer. Gegner gibt es überall und diese bereitet unser Leben ja so würzig.

Entwarnung kann ich geben, wenn man sich an die in Deutschland geltenden, strengen Auflagen hält, besteht sehr wohl die Möglichkeit eines Knabberbecken daheim.

Es gibt von der Schweizer Eidgenossenschaft eine informative und interessante Fachinformation – Tierschutz. Speziell zum Thema: Nutzung von Kangalfischen - Garra Rufa. Ich werde Ihnen in der Linkliste eine URL zu dieser Information setzen, oder Sie klicken auf das nachfolgende Bild, welches Sie ebenso zur Fachinformation Tierschutz, Nr. 4.1_(2)_d vom 14.02.2012 führt. (am Ende auf dieser Seite können sie den ausführlichen Bericht downloaden)

Bildauszug:

http://medifisch.de/informationen/garra-rufa-haltung/

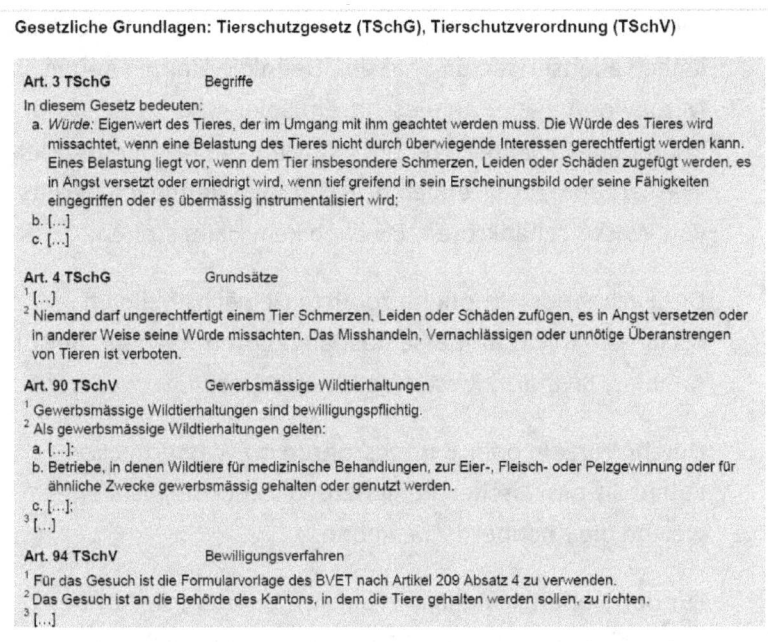

Gesetzliche Grundlagen: Tierschutzgesetz (TSchG), Tierschutzverordnung (TSchV)

Art. 3 TSchG   Begriffe

In diesem Gesetz bedeuten:

a. *Würde*: Eigenwert des Tieres, der im Umgang mit ihm geachtet werden muss. Die Würde des Tieres wird missachtet, wenn eine Belastung des Tieres nicht durch überwiegende Interessen gerechtfertigt werden kann. Eines Belastung liegt vor, wenn dem Tier insbesondere Schmerzen, Leiden oder Schäden zugefügt werden, es in Angst versetzt oder erniedrigt wird, wenn tief greifend in sein Erscheinungsbild oder seine Fähigkeiten eingegriffen oder es übermässig instrumentalisiert wird;

b. [...]

c. [...]

Art. 4 TSchG   Grundsätze

[1] [...]

[2] Niemand darf ungerechtfertigt einem Tier Schmerzen, Leiden oder Schäden zufügen, es in Angst versetzen oder in anderer Weise seine Würde missachten. Das Misshandeln, Vernachlässigen oder unnötige Überanstrengen von Tieren ist verboten.

Art. 90 TSchV   Gewerbsmässige Wildtierhaltungen

[1] Gewerbsmässige Wildtierhaltungen sind bewilligungspflichtig.

[2] Als gewerbsmässige Wildtierhaltungen gelten:

a. [...];

b. Betriebe, in denen Wildtiere für medizinische Behandlungen, zur Eier-, Fleisch- oder Pelzgewinnung oder für ähnliche Zwecke gewerbsmässig gehalten oder genutzt werden.

c. [...];

[3] [...]

Art. 94 TSchV   Bewilligungsverfahren

[1] Für das Gesuch ist die Formularvorlage des BVET nach Artikel 209 Absatz 4 zu verwenden.

[2] Das Gesuch ist an die Behörde des Kantons, in dem die Tiere gehalten werden sollen, zu richten.

[3] [...]

(Besuchen Sie am besten die Seite im Netz)

Sie sehen, Projekt eigenes Fisch-Spa, bedarf einer gewissen Vorinformation. Ohne Frage möchte man alles richtig machen und als Betreiber im Sinne der Fische alles Notwendige für eine artgerechte Haltung ausführen. Auf Stress hat man keinen Bock. Und bedenken Sie es, kann durchaus sein, dass Sie irgendwer anschwärzen will. Ich bin vorsichtig geworden, aus diesem Grunde setze ich meine Recherche fort.

Ich erfuhr, dass die Einrichtung in einem Garra Rufa-Becken individuell gestaltet werden kann.

Hier ist zu beachten, dass feingliedrige Pflanzen leider keine lange Lebenserwartung haben. Denn die kleinen neuen Mitbewohner – wenn diese ihrem Spiel- und Erkundungstrieb nachgehen, Pflanzen wie Hornkraut oder Wassernabel total zerkleinern. Gut, dies kenne ich bereits von Wasserschildkröten. Da blieb kein Halm stehen....

Der Fachhandel empfiehlt robuste Gewächse, die im Fachgeschäft oft als barschfest angeboten werden. Beispiel: Anubias, Javafarn, Riesen-Vallisnerien, etc.

Durch Wurzeln oder Bambusröhren im Wasserbecken geben Sie den Fischen geeignete Versteckmöglichkeiten, welche die Knabberfische lieben.

Für den Bodengrund lassen Sie sich beraten, sie können alles nehmen, wie Sand, Muscheln etc. Nur nichts Scharfkantiges da die Garra Rufa alles Ansaugen und Ablutschen, was sie vor ihr Maul bekommen. Und dies hingebungsvoll. Man merkt es, wenn der Fuß langsam in das Becken eintaucht. Sofort ist der Fuß oder die Hand mit den zierlichen Fischen voll.

Sollten Sie züchten wollen, dann muss der Bodengrund aus einer nicht zu knappen Schicht von robustem Kies bzw. mittelgroßen Kieselsteinen bestehen. Die Eier fallen, nachdem sie vom Mutterfisch ausgeschieden werden, rasch zu Boden. Nur die Eier, die auf ihrem Weg nach unten nicht bereits verspeist wurden, und dort in die Zwischenräume der Kieselsteine fallen, haben eine echte Chance sich zu entwickeln. (Bedenken Sie, dass sich in Ihrem Becken bis zu

30 Fische leben. Und alle Fische auf den willkommenen Snack warten) Eier, die z.B. auf Sandboden fallen, werden in kürzester Zeit von den Kangalfischen aufgespürt und gefressen. Also richtige Aufklärung im Fachhandel tut not!

Was mir bei meiner ersten Begegnung im Fisch-Spa aufgefallen ist, war die Tatsache, dass die Betreiberin gleich, nachdem meine „Sitzung" beendet war, sofort das Becken abgedeckte. Auf die Frage, weswegen? Bekam ich zur Antwort, die Tiere sind flink und flott und können aus dem Becken springen!

Ja und wirklich, die sind meinem Fuß richtig nachgefolgt. Enorm! Das ist immer so. Bis auf ein einziges Mal berichtete mir die Betreiberin. Sie hatte eine Kundin, wo kein einziger Fisch Interesse zeigte, an den Füßen zu knabbern oder zu saugen. Warum und weshalb? Dies wird ein Geheimnis der Fische bleiben.

Sie bemerken, es ist kein leichtes Unterfangen die Idee in die Realität umzusetzen. Wenngleich richtig aufgeklärt funktioniert es. vor kurzem entdeckte ich auf der Plattform eBay, wie jemand ein komplettes Becken mit allem Drum und Dran zum Verkauf angeboten hat. Es stammte aus einer Geschäftsauflösung. Also, auch nicht verkehrt, diesen Weg zu gehen.

Der Einsatz der Kangalfische - allgemein

Man darf es ganz eindeutig sagen. Der Einsatz der Garra Rufa, Rotbarbe oder auch Kangalfische zur Behandlung von Neurodermitis, beziehungsweise der Schuppenflechte ist noch nicht anerkannt. Warum, werden Sie fragen. Überall ist doch die positive Wirkung zu lesen und live zu erleben. Nun die Antwort ist, es fehlen aussagekräftige Studien. Punkt.

Sicherlich und dies wissen auch die Heilpraktiker etc., dass diese "Fisch-Therapie" nur als Ergänzung oder Kombination eines umfassenden Therapiespektrums gesehen werden darf. Eine Heilung kann, darf und wird selbst von den allen Befürwortern nicht versprochen.

Aus diesem Grunde möchte ich noch ganz dringend hinweisen, dass bei ernsthaften Problemen Sie bitte immer erst einen Arzt konsultieren sollten. Bzw. ein ausführliches Gespräch mit einem Therapeuten, welcher sich auf die Fischtherapie spezialisiert hat. Leider sind einige Ärzte totale Gegner dieser Therapie und sagen von Anfang an gleich Nein dazu.

Und wissen Sie was – persönlich akzeptiere ich kein grundsätzliches Nein. Zu diesem Thema kann ich auch schon einiges berichten aber dazu ein andermal mehr.

Nachfolgend schildere ich die Einsätze bei Akne, Schuppenflechte und Neurodermitis. Dies wie bereits erwähnt beruht sich nicht auf anerkannten Studien, sondern auf Erfahrungswerte meiner Bekannten Dieter und Manuela mit Sohn. Jedes Familienmitglied war von einem dieser unten aufgeführten Krankheit betroffen. Nach Ihrem Urlaubsaufenthalt in Kangal mit täglichem, mehrstündigem Thermenbad waren die Beschwerden erheblich gemildert. Selbst der die Familie behandelnde Arzt war begeistert.

Aber das muss nicht heißen, ob so eine Fisch-Therapie bei Ihnen ebenso positiv anschlägt. Aus diesem Grunde berufe ich mich nachfolgend nur auf unser heißgeliebtes Wikipedia zu den jeweiligen Krankheitsbildern.

Was mich betrifft, so bin ich wirklich ein Fan von den Knabberfischen geworden und befinde mich im 14tägigen Rhythmus in einem geprüften Fisch-Spa. Meine Füße und Hände sind weich und geschmeidig. Hornhaut ist für mich ab sofort ein Fremdwort.

Der Einsatz von Garra Rufa bei Akne?

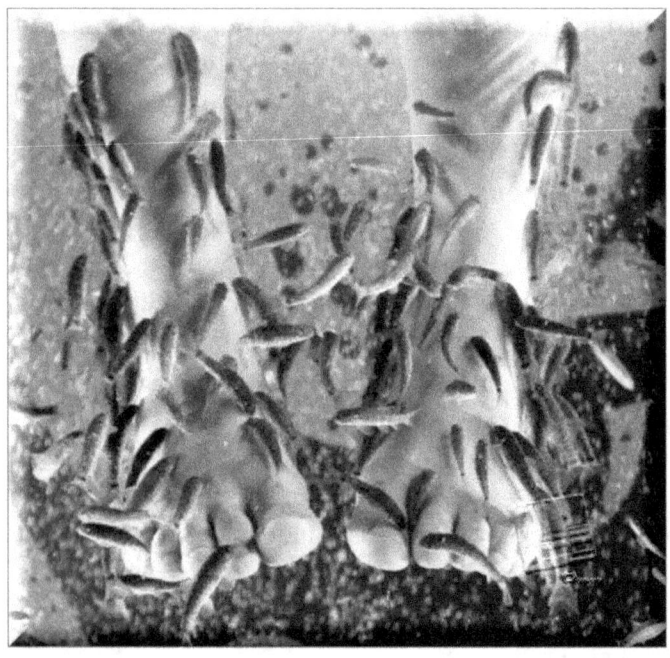

Akne (von griechisch ἀκμή akmḗ „Spitze, Schärfe, Zenith, Akme") ist eine Sammelbezeichnung für Erkrankungen des Talgdrüsenapparates und der Haarfollikel, die zunächst nichtentzündliche Komedonen hervorbringen, im späteren Verlauf aber auch eine Reihe entzündlicher Effloreszenzen wie Papeln, Pusteln und Knoten entstehen lassen können. Betroffen sind meist die Talgdrüsenfollikel, bei einigen Akne Formen die Terminal- und Vellushaarfollikel.

Hauterscheinungen bzw. -erkrankungen, die der Akne ähneln, werden auch akneiform (v. lat. acneiformis) genannt.

Akne als Begriff für die Hautkrankheit wurde im 19. Jahrhundert aus dem Englischen ins Deutsche entlehnt. Dort bezog man sich auf eine spätlateinische Quelle, die ihrerseits bei der Transkription durch einen Fehler aus dem griechischen Akkusativ Plural (mit m) lateinisch acnas machte. Laut Kluge erfolgte die Einführung im Englischen im Sinne von „Blüte" bei ursprünglich englisch rosy-drop, dem Online Etymology Dictionary zufolge, abgeleitet von der spitzförmigen Erscheinung der Akne-Effloreszenzen Papel und Pustel. Ακμή ist verwandt mit griechisch άκρος, ákros, „spitz" (vergleiche im deutschen medizinischen Gebrauch die Akren, auch Akrobat) sowie urverwandt mit lateinisch acutus, „akut" und deutsch Ecke. Quelle: Wikipedia

http://de.wikipedia.org/wiki/Akne

Der Einsatz Kangalfische bei Schuppenflechte (Psoriasis)

Schuppenflechte bzw. Psoriasis (altgr. ψωρίασις; im Altertum fälschlicherweise gleichgesetzt mit der ψώρα psóra „Krätze") ist eine nicht-ansteckende, entzündliche Hautkrankheit (Dermatose), darüber hinaus eine möglicherweise auch andere Organe betreffende Systemerkrankung, dies betrifft vor allem die Gelenke und zugehörigen Bänder und angrenzenden Weichteile, die Augen, das Gefäßsystem sowie das Herz. Außerdem kann sie zu Diabetes und Schlaganfall führen.

Sie zeigt sich im Wesentlichen durch stark schuppende, punktförmige bis handtellergroße Hautstellen (häufig an den Knien, Ellenbogen und der Kopfhaut) – oft mit starkem Juckreiz – sowie Veränderungen an den Nägeln.

Weltweit leiden etwa 125 Millionen, in Deutschland ca. zwei Millionen Menschen unter der Krankheit.

Die Ätiologie der Psoriasis ist vermutlich multifaktoriell (erbliche Disposition, Autoimmunreaktion) und noch nicht abschließend geklärt. Quelle: Wikipedia

http://de.wikipedia.org/wiki/Psoriasis

Der Einsatz der Knabberfische bei Neurodermitis

Das atopische Ekzem (griechisch ατοπία, atopía – ‚Ortlosigkeit', ‚nicht zuzuordnen'; griechisch ἔκζεμα, ekzema – ‚Aufgegangenes') ist eine chronische, nicht ansteckende Hautkrankheit, die zu den atopischen Erkrankungen gehört.

Weitere geläufige Bezeichnungen sind Neurodermitis, atopische Dermatitis und endogenes Ekzem. Außerdem wird die Erkrankung auch als chronisch konstitutionelles Ekzem, Asthmaekzem und Prurigo Besnier bezeichnet. Die Bezeichnung Neurodermitis stammt aus dem 19. Jahrhundert. Damals meinte man, die Ursache der Hauterkrankung sei eine Nervenentzündung. Später wurde diese Ansicht widerlegt, der Begriff ist aber weiterhin geläufig.

Hauptsymptome sind rote, schuppende, manchmal auch nässende Ekzeme auf der Haut und ein starker Juckreiz. Die Erkrankung verläuft schubweise und hat ein individuelles, vom Lebensalter abhängiges Erscheinungsbild.

Das atopische Ekzem gilt als nicht heilbar, ist aber behandelbar. Die Therapie besteht hauptsächlich aus der Behandlung der charakteristischen Hauttrockenheit und der äußerlichen Anwendung von entzündungshemmenden Wirkstoffen. Es gibt weitere Behandlungsmöglichkeiten, deren Wirksamkeit sich im Einzelfall erweisen muss. Quelle: Wikipedia

http://de.wikipedia.org/wiki/Neurodermitis

Das Anwendungsgebiet der "Kangalfische" wurde rasch bei Neurodermitis, angewandt. Es gibt jedoch keine Studien oder wissenschaftliche Informationen zur Effektivität oder Wirkweise dieser "Fischtherapie" bei Neurodermitis. Alle Betroffenen Personen mit Neurodermitis oder Schuppenflechte beurteilen den Behandlungserfolg allerdings positiv. Die Hautirritationen entwickelten sich größtenteils zurück und der Juckreiz ließ nach.

Ich habe mir sagen lassen, dass bei der meist trockenen Neurodermitis-Haut ein Eincremen nach dem Bad mit rückfettenden Cremes wichtig ist.

Wo kann ich die Fische / Becken kaufen?

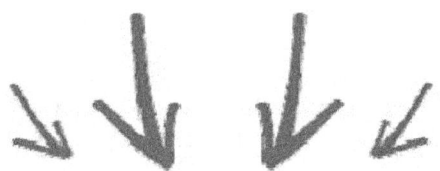

Ja, diese Frage ist berechtigt, denn er ist wirklich keine Massenware und schwer zu bekommen. Ich habe bereits im Netz recherchiert und mittlerweile befassen sich immer mehr zertifizierte Züchter mit dem Verkauf von Kangalfischen etc.

Ebenso bin ich auf eine interessante Quelle für ein Kangalbecken gestoßen. Es war schlicht und ergreifend Ebay. Dort wurde eines angeboten aus einer Insolvenz.

Preis war auch wirklich o.k. Recherche ist also angesagt.

Oder fragen Sie in einem Fish-Spa direkt mal nach.

Mein Reisetipp

Also mein Reisetipp führt Sie heute direkt zu den Kangalfischen nach Kangal, und zwar in eine Therme. Bekannte von mir waren bereits dort und verbrachten einige Zeit in dem Kurort Kangal. Von der Behandlung in der Therme waren Sie enorm begeistert, jedoch zum Thema Verpflegung und Komfort rümpften sie die Nase.

 Man muss die eigenen Maßstäbe herunterschrauben und wissen, dass es hier in der Gegend meistens um einfache, türkische Landhotels handelt.

Richten Sie sich also darauf ein. Sie werden –bis jetzt jedenfalls- keine Luxustempel vorfinden. (Wer weiß möglicherweise kommt das ja noch.)

Genießen Sie die Möglichkeit, zweimal täglich für 2 bis 4 Stunden in ein Thermalbecken gehen zu können. In den Thermalbädern leben, laut Aussage, zwei Arten von kleinen Fischen, welche sich den befallenen Hautstellen annehmen.

Vergessen Sie keinesfalls viel zu trinken und Achtung:

Befolgen Sie die Baderegeln, welche lauten:

Vor dem Bad sich eingehend zu duschen.

Ohne Sonnenöl ins Wasser steigen.

Nicht im Wasser rauchen, ist total verboten.

Ohrstöpsel sind Pflicht.

Badehaube wäre anzuraten

Nicht nackt ins Bad gehen (sorry Nudisten!)

Wiederholung - viel, viel trinken!!!

Nicht das Becken verunreinigen.

Außerhalb des Beckens Badelatschen tragen

Vor der Buchung würde ich erstmal im Netz noch was recherchieren welches Thermalbad (ob im Kurort Kangal, Balikli Cermik, oder Yilanli Cermik,) und Umgebung mich anspricht. Auch habe ich bereits gesehen, dass es Reiseunternehmen gibt, welche sich direkt auf diese Art von Reisen spezialisiert haben.

Ich bin überzeugt, dass Ihr persönliches Stammreisebüro Ihnen bei der Auswahl helfen kann.

Mein Dank geht an Dieter und Manuela

Ja, heute richtet sich mein Dank nicht nur ausschließlich an die Familie, sondern vor allen Dingen an meine Bekannten Dieter und Manuela. In zahlreichen netten Stunden schwärmten sie mir von der Wirkungsweise der Knabberfische vor, so dass ich in meinem diesjährigen Urlaub mich traute, solch einem Vergnügen nach zu gehen.

Danke!

Noch einige Äußerungen an die Familie. Verzeiht mir, dass ich Euch so mit meiner Angst, bzgl. Der Knabberfische in den Ohren lag. Hin und wieder dauert manches etwas länger. Ihr habt nicht locker gelassen - das ist gut so! Danke.

Bevor ich in den totalen Dankesrausch verfalle und Sie liebe Leser und Leserinnen evtl. damit nerve, dem möchte ich in der Folge sagen.

»Es ist ein lobenswerter Brauch: Wer was Gutes bekommt, der bedankt sich auch.

Wilhelm Busch (1832-1908), dt. Schriftsteller, Maler u. Zeichner

- Quelle: http://www.deutschland-dankt.de/

Linkliste

Ebooksofashop- der Shop für außergewöhnliche Produkte

http://bit.ly/miswak-afrikanischezahnbürste

Vor so einer Reise nachsehen ob alles richtig abgesichert ist, im Fall der Fälle.

Auslandsreise Versicherung online vergleichen:

http://bit.ly/auslandsreise-gut-absichern

Fachinformation – Tierschutz

Nutzung von Kangalfischen:
http://medifisch.de/informationen/garra-rufa-haltung/

Ich möchte darauf hinweisen, dass die in diesem Ratgeber genannten URLs, nicht als Werbung oder Kaufaufforderung zu sehen sind. Sie dienen einzig und allein Ihrer Informationsbeschaffung, sofern Sie möchten.

Aufgrund meiner Erfahrung ist die überwiegende Zahl der Leser und Leserinnen meiner E-Books immer stets erfreut, interessante Informationsquellen gleich zu finden, ohne lange auf die Suche gehen zu müssen.

Sollten Sie die Verlinkungen stören, sehen Sie bitte darüber hinweg oder senden Sie mir einfach eine E-Mail an: mehrwissen57@web.de, was Sie stört.

Natürlich bin ich auch für positives Lob dankbar.

Weitere Kindle E-Books

Hier noch ein kleiner E-Books Hinweis zu weiter interessante Themen.

Gegebenenfalls interessiert Sie ja noch ein anderes Thema, dann kopieren Sie die URL und setzen diese in Ihre Browser-Leiste, innerhalb von Sekunden erhalten Sie weitere Informationen zu dem ausgesuchten Buch. Alle diese E-Book Tipps finden zum größten Teil auch auf der Bestseller – Liste von Amazon Kindle….Viel Spaß!

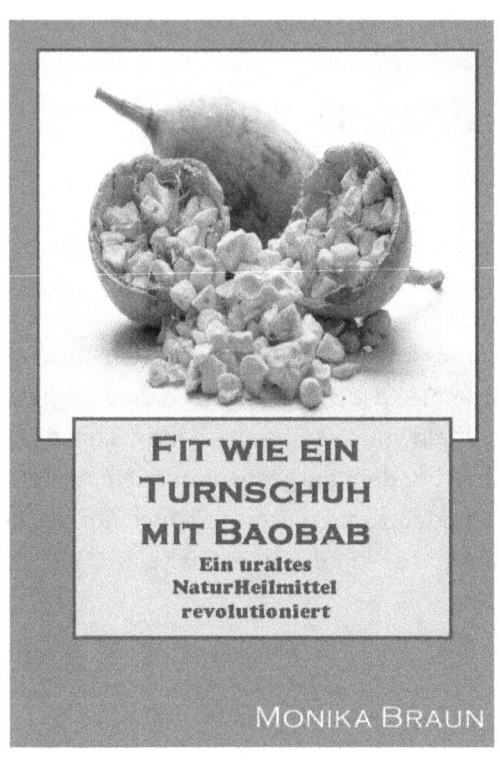

Fit wie ein Turnschuh mit Baobab

_____

Als Taschenbuch und E-Books bestellen bei Amazon

https://www.amazon.de/dp/B00JLSSWK2

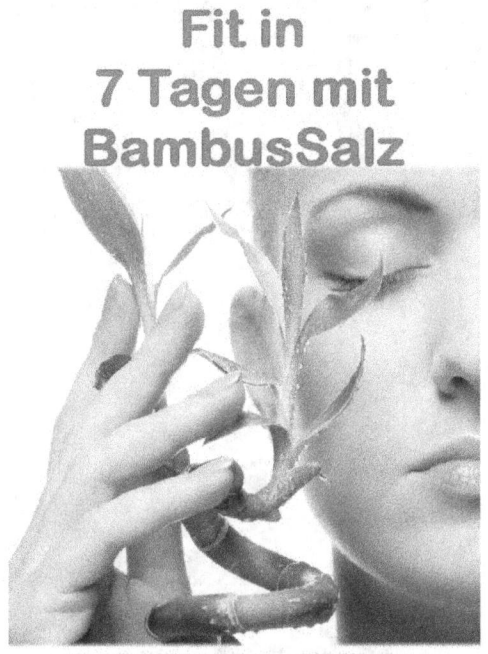

Fit in 7 Tagen mit BambusSalz

Ein altes Naturmittel bewirkt Wunder
Monika Braun

Ihr Ratgeber für ein altes Naturheilmittel

_____

Als Taschenbuch & E-Book bestellen bei Amazon

https://www.amazon.de/dp/B00ID9XLR4

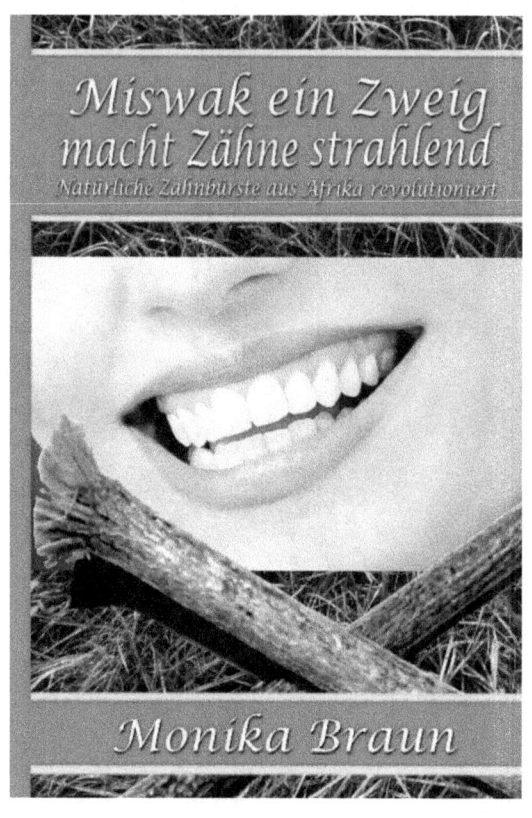

Miswak ein Zweig macht Zähne strahlend.

Natürliche Zahnbürste aus Afrika revolutioniert

Als Taschenbuch und E-Books bestellen bei Amazon

https://www.amazon.de/dp/B00L3D7HVS

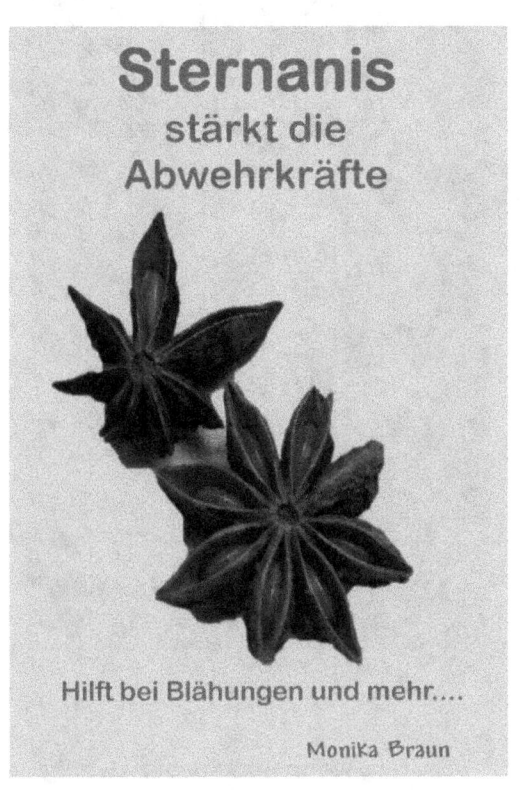

Sternanis
stärkt die
Abwehrkräfte

Hilft bei Blähungen und mehr....

Monika Braun

Sternanis ist ein natürliches Heilmittel

Viren und Blähungen ade....

Als Taschenbuch und E-Books bestellen bei Amazon

https://www.amazon.de/dp/B00IYKP7HY

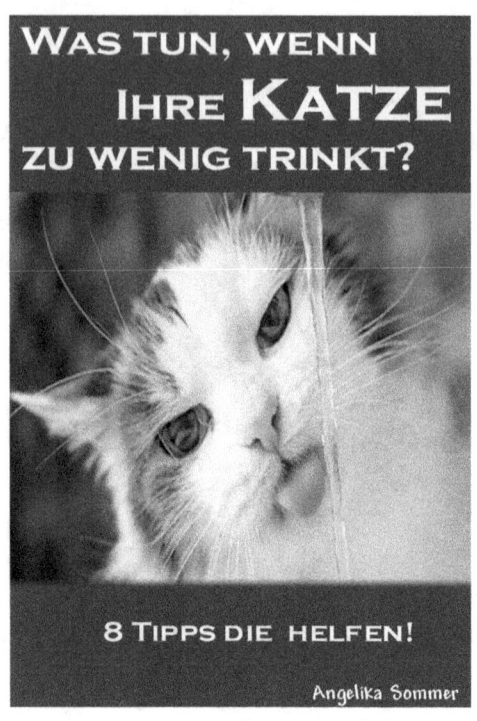

Was tun, wenn Ihre Katze zu wenig
trinkt? 8 Tipps die helfen

Als E-Books bestellen bei Amazon

https://www.amazon.de/dp/B00I8NKUII

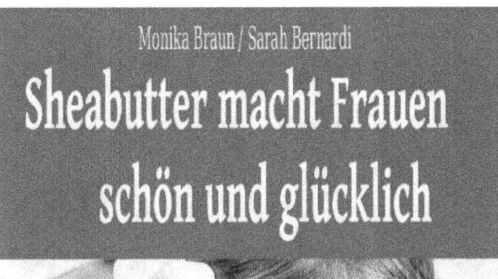

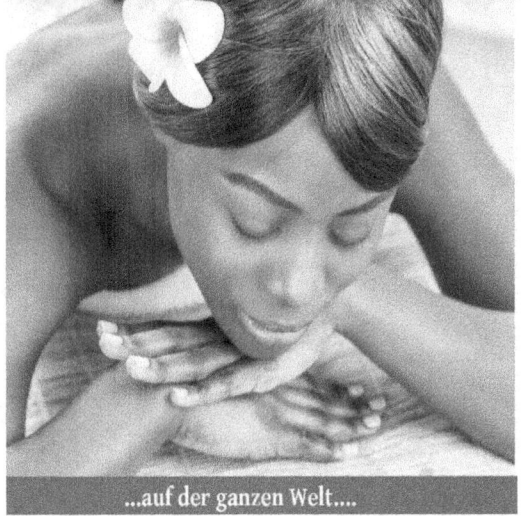

...auf der ganzen Welt....

Sheabutter macht Frauen schön und glücklich....auf der ganzen Welt...

Als E-Books bestellen bei Amazon

https://www.amazon.de/dp/B00BUL2506

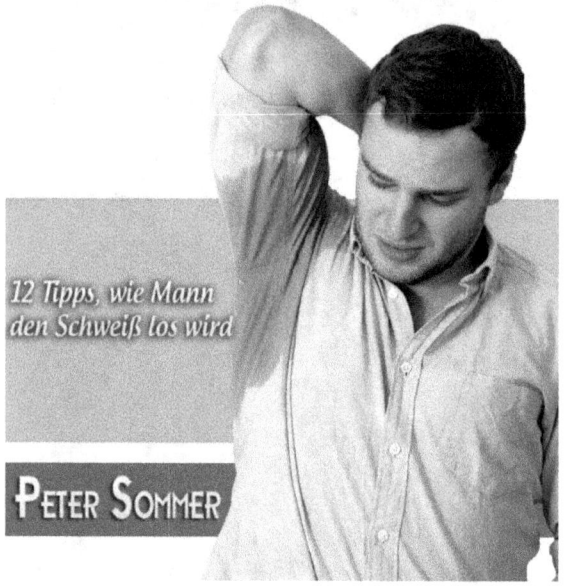

Männerschweiß

12 Tipps, wie Man den Schweiß los wird

_____

Als Taschenbuch und E-Books bestellen bei Amazon

https://www.amazon.de/dp/B00M4S2SDS

Impressum

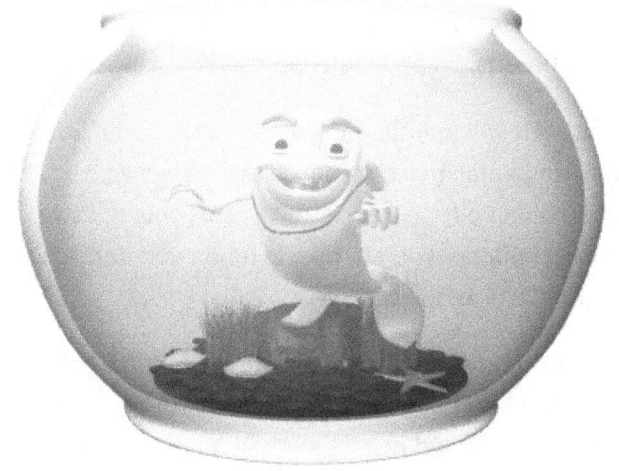

Monika Braun

mehrwissen57@web.de

Die Autorin wurde 1964 in Nordrhein Westfalen geboren und lebt heute mit Mann und Ihren zwei Kindern in einem kleinen Städtchen in Bayern. Stets ein Auge auf die Natur und Gesundheit gerichtet, schreibt Sie über diese Themen und versucht den interessierten Leser, respektive

Leserinnen, über nicht so bekannte Naturheilmittel aufmerksam zu machen.

Alles, was die Autorin Monika Braun niederschreibt, ist authentisch und nachvollziehbar.

Was als Hobby begann, ist zur Leidenschaft geworden und deshalb sind bereits einige Kindle Bestseller auf dem Markt.

Wenn dieser, ich will mal sagen, Ratgeber bei Ihnen auf positiven Grund gefallen ist, freue ich mich über eine Weiterempfehlung oder einer netten Besprechung, etwa bei amazon.de. Bücher wie ebendiese leben von den Beurteilungen Ihrer Leser.

Falls Sie Fehler entdecken, teilen Sie mir diese Bitte per Email an: mehrwissen57@web.de mit. So kann ich die Patzer unkompliziert und rasch beheben. Fehler in einer Rezension zu erwähnen, schadet dem Ratgeberbuch. Und dass leider längerfristig. Solange eben, wie er auf dem Markt ist – selbst wenn dann der Mangel bereits lange behoben ist. Danke!

Kleine Anmerkung noch: Für einige detaillierte Informationen bediente ich mich der Datenbank Wikipedia und Auswärtigem Amt.

Ich hoffe, ich konnte Ihnen viele wertvolle Ratschläge geben und bedanke mich für Ihren Kauf und das Lesen bis zu diesem jetzigen Zeitpunkt.

Rechtliches

Dieses E-Books bleibt geistiges Eigentum des Autors und ist urheberrechtlich geschützt.

Das E-Book darf weder ganz noch teilweise in irgendeiner Form, ohne Zustimmung des Autors, bzw. Verfassers vervielfältigt, kopiert, übersetzt, mikroverfilmt und weitergegeben, sowie auf eigenständigen Medien oder Datenbanken ab gespeichert werden.

Der Autor distanziert sich von den Inhalten zu allen evtl. externen und weiterführenden Links und Webseiten, die in diesem E-Book festgehalten sind. Sollten Amazon – Verknüpfung in diesem E-Book enthalten sein, übernehmen wir keine Garantie, ob der jeweilige Artikel auf Lager ist.

Bei einem Kauf über diesen Link erhält der Autor eine minimale Vermittlungsgebühr von Amazon oder einem anderen Affiliate -Partner.

Welches allerdings nicht Grundlage der Nennung des Links ist, sondern nur als Information zu einem evtl. Erwerb. Alle genannten Daten beziehen sich auf den Stand 08/2014- für womöglich Änderungen des Inhaltes wird keine Haftung übernommen.

Eine Haftung oder Mithaftung durch gesetzeswidrige Inhalte zu externen Webseiten wird ausgeschlossen, da der Autor keinen Einfluss auf die Entstehung, Entwicklung oder Veränderungen der unter den angegebenen Domains laufenden Webseiten hat. Auch wenn Sie die rechtlichen Hinweise langweilen, aber die müssen halt sein.

Fotonachweis: Animotionfactory / Shutterstock / Eigene Aufnahmen (Laienaufnahmen, kann also schon mal was unscharf sein -sorry) /
Coverdesign: forcoverservice